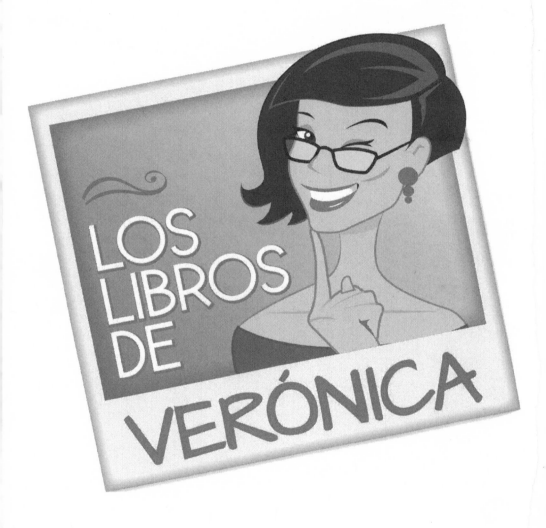

30 JUGOS
PARA PERDER PESO

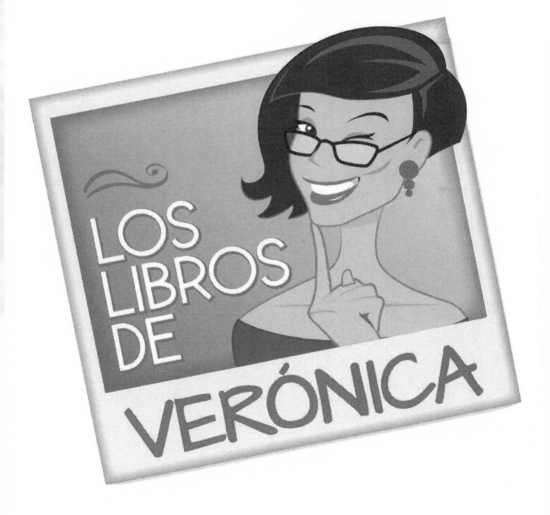

LOS
LIBROS
DE
VERÓNICA

30 Jugos para Perder Peso y Sentirte Mejor:
La Guía más practica para bajar de peso

Primera edición: Marzo de 2017
Diseño gráfico de cubierta: Natalia Urbano
D.R. © 2017, TRIALTEA USA
© Dreamstime.com de todas las fotografías
de interior y cubierta.

ISBN 978-168-165-030-2
Library of Congress Control Number 2016953411

La editorial recomienda que consulte con su médico antes de incorporar un cambio drástico a su dieta. La editorial se exime de cualquier responsabilidad, pérdida o riesgo derivados, directa o indirectamente, del uso o aplicación de cualquiera de los contenidos de esta publicación. Asimismo aunque se ha hecho todo lo posible por garantizar que la información contenida es precisa y actualizada en el momento de publicación, se debe tener en cuenta que los conocimientos médicos y farmacéuticos sufren cambios constantes.

Índice

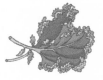

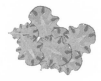

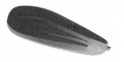

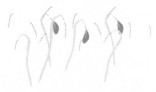

Introducción

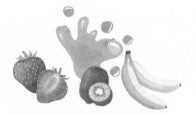

Este libro contiene información sencilla y práctica que puede utilizar en su vida diaria para obtener beneficios inmediatos en su salud. Descubrirá cómo es que a través del consumo de jugos naturales y cambios muy sencillos en sus hábitos alimenticios puede mejorar su imagen y bajar de peso. Encontrará respuesta a las preguntas que la mayoría de las personas tiene al iniciar un régimen alimenticio. Descubrirá recetas de jugos naturales e información útil para saber hacer mezclas que beneficien a su cuerpo y que no le generen problemas digestivos y malestares estomacales. Comprenderá el funcionamiento de los antioxidantes y la diferencia entre azúcar refinada y natural. También encontrará lo que hay que saber de las grasas, los carbohidratos y las fibras. Sin duda alguna, tiene en sus manos la guía más práctica para obtener una vida saludable y llevar un registro de los cambios físicos y emocionales que experimente.

¿Por qué debo tomar jugos?

Los jugos incluyen una serie de bene icios importantes para la salud. Uno de ellos es la absorción más e iciente de nutrientes que revitalizan nuestro sistema inmunológico. Por otro lado es la manera más fácil de ingerir frutas y verduras de una manera rápida y sin el riesgo de disminuir sus nutrientes con algún tipo de manipulación como lo es la cocción. Tomando un jugo al día se garantiza el consumo de las cantidades recomendadas por especialistas en nutrición de vitaminas, minerales y demás sustancias que el organismo necesita.

Cuando tomamos jugos nos forzamos a crear nuevos hábitos sanos que evitarán enfermedades en el futuro y riesgos para nuestra salud. Para aquellos que no están acostumbrados a ingerir frutas y verduras a diario, se darán cuenta que incorporar los jugos a nuestra dieta puede ser divertido y nos ayudará a alcanzar nuestra meta de pérdi-da de peso y de salud integral.

El ingerir líquidos nutritivos tales como jugos con frutas y vegetales, agua simple, té e infusiones nos ayuda a mantener hidratadas las células de nuestro cuerpo, ya que además de su valor nutritivo los jugos son ideales para desintoxicar, regenerar, revitalizar y fortalecer el organismo.

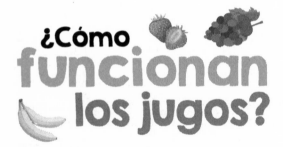

¿Cómo funcionan los jugos?

Cuando hacemos un jugo en un extractor quitamos la fibra insoluble de las rutas y las verduras. Si bien la fibra es importante en toda dieta, el quitar dicha fibra nos permite una mejor absorción de enzimas y nutrientes, mientras que la fibra soluble permanece en el jugo. Recuerda que los jugos naturales contienen ciertas porciones de proteínas, hidratos de carbono y casi nada de grasa. Los antioxidantes son otro de los beneficios nutricionales de los jugos de frutas que protegen al cuerpo contra las enfermedades y contienen propiedades anti-inflamatorias.

características de los
JUGOS

SALUDABLES

Le brinda beneficios al sistema inmunológico, fortalecen nuestra flora intestinal y aportan nutrientes esenciales para innumerables funciones a nivel celular.

RECUERDA

No deje reposar el jugo, este debe tomarse de inmediato para evitar la pérdida de nutrimentos.

Mientras más diluido el jugo, menos concentración de nutrientes y calorías aportará.

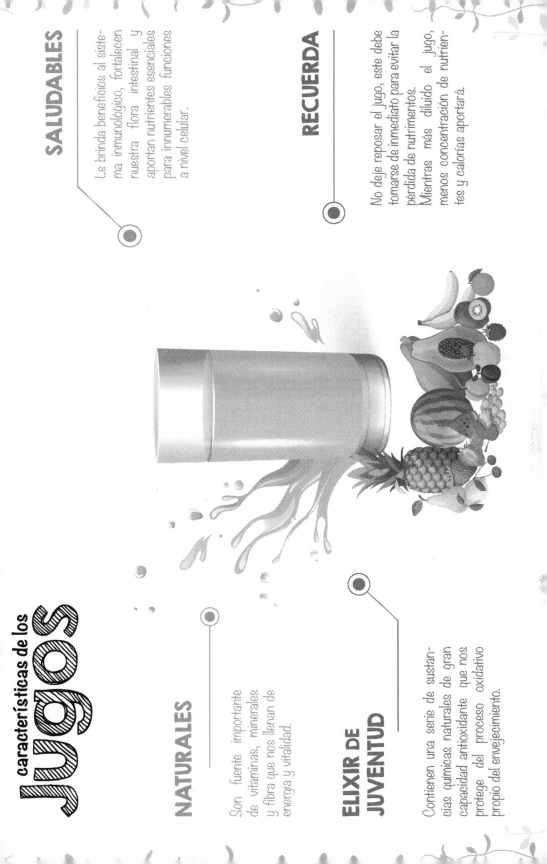

NATURALES

Son fuente importante de vitaminas, minerales y fibra que nos llenan de energía y vitalidad.

ELIXIR DE JUVENTUD

Contienen una serie de sustancias químicas naturales de gran capacidad antioxidante que nos protege del proceso oxidativo propio del envejecimiento.

La opción de **tomar** jugos a diario

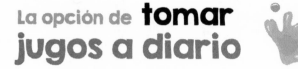

Hacer un jugo es realmente fácil y sencillo, su preparación no requiere más de 7 minutos en promedio. Los jugos naturales conservan el 98% de las propiedades de las verduras y frutas porque son procesados en crudo.

¿Los **jugos** tienen muchas calorías?

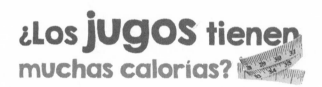

Hay mucha gente que se preocupa por las calorías. Si piensas que tomar jugos no es tan bueno por la cantidad de calorías que tiene. Piénsalo dos veces, ya que no debes preocuparte porque tu jugo tenga muchas calorías ya que estas son **¡calorías saludables!** Recuerda que no es lo mismo el número de calorías de una comida chatarra a las de un jugo a pesar de que el número sea el mismo.

El secreto para tener buena salud es ejercitar tu cuerpo y mantener tu claridad mental.

Anónimo

Recuerda que debes aprender a alimentarte. Antes esto no era tan importante, pero con el estilo de vida que la mayoría de las personas tiene y con los "nuevos alimentos" procesados y chatarra es importante alimentarnos con criterios saludables.

Cambiando tu alimentación y entendiendo los procesos tendremos las herramientas necesarias para aumentar nuestra inmunidad y entender a nuestro cuerpo.

Beneficios de los Jugos

Perder peso

Evitar enfermedades

Revitalizar tu mente

Piel limpia y sana

Optimizar tu sistema inmunológico

Incremento del nivel de energía

Desintoxicar tu cuerpo

Disminuir dolores de cabeza

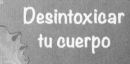

Comunicación
con mi CUERPO

Somos lo que comemos, pero lo que comemos nos puede ayudar a ser mucho más de lo que somos.
Alice May Brock.

Ahora bien, buenos hábitos alimenticios, no significa surir o estar a dieta. Las emociones y nuestra energía se transparentan en nuestro estado ísico. Una alimentación adecuada será el mejor vehículo para escuchar a nuestro cuerpo.

Incluir en nuestra dieta combinaciones nutritivas de jugos y licuados vegetales favorece el correcto desempeño de las funciones de nuestro organismo, llevándonos a manifestar un cuerpo sano y esbelto, lleno de energía para realizar nuestras actividades cotidianas.

Los beneficios que te generan las diferentes combinaciones de vegetales y frutas contribuyen a que tu cuerpo pueda asimilar de una manera rápida y sencilla dosis altas de vitaminas y minerales; contribuyendo así al proceso de desintoxicación de tu organismo e incrementando la producción de enzimas encargadas de purificar todos tus órganos.

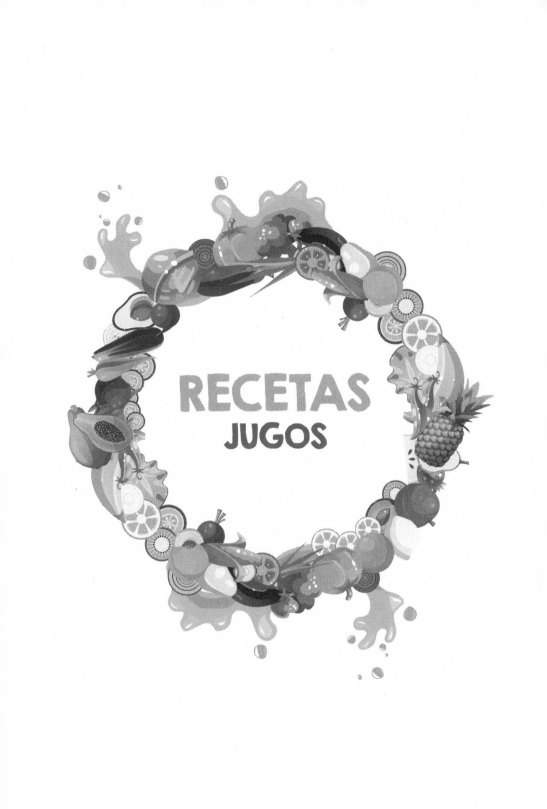

RECETAS
JUGOS

Jugo Antioxidante

Ingredientes:

Para 2 porciones

12 fresas
 4 granadas
12 zarzamoras
12 uvas
 8 naranjas o mandarinas

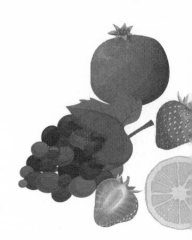

Preparación:

- Quita el rabo de las fresas
- Parte la granada a la mitad y saca cuidadosamente
sus granos
- Exprime las naranjas o mandarinas
- Licúa las zarzamoras, las uvas, las fresas y
    las granadas
- Incorpora a esto el jugo de naranja o mandarina

Jugo Equilibrante

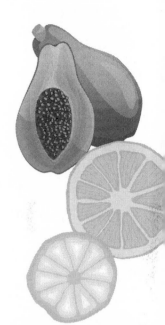

Ingredientes:

Para 2 porciones

½ melón
¼ papaya
1 naranja
2 toronjas

Preparación:

- Quita la cáscara y las semillas de la papaya
- Quita la cáscara y las semillas del melón
- Exprime la naranja y las toronjas
- Licúa la papaya y el melón
- Mezcla los jugos

Jugo Revitalizante

Ingredientes:

Para 1 porción

15	uvas verdes
¼	papaya
1	limón
2	guayabas
1	cucharadita de trigo germinado en polvo

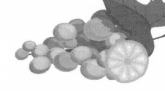

Preparación:

- Quita la cáscara y las semillas de la papaya
- Pasa por el extractor las uvas, las guayabas y la papaya
- Exprime el limón
- Mezcla los jugos e incorpora el trigo germinado

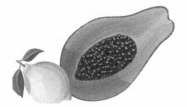

Jugo Quema Grasa

Ingredientes:

Para 1 porción

25 hojas de espinaca
 1 pepino
 1 rebanada de piña
¼ de col
 1 manzana verde
 1 tallo de apio
 1 limón

Preparación:

- Rebana la col
- Corta la manzana en trozos con cáscara
- Corta el pepino en trozos con cáscara y semillas
- Mete al extractor los trozos de manzana y pepino, las hojas de espinaca, la col, y el tallo de apio
- Agrega el jugo del limón

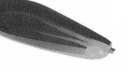

Jugo Depurativo

Ingredientes:

Para 1 porción

 2 pepinos
 1 tallo de apio
 ½ col morada pequeña
 1 diente de ajo
 5 zanahorias
20 hojas de espinaca
 2 limones
 1 pizca de sal
 1 trozo de jengibre

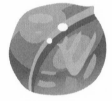

Preparación:

- Pela el pepino y córtalo en rebanadas
- Corta la col en tiras
- Pela el diente de ajo y el trozo de jengibre
- Exprime los limones
- Mete al extractor el pepino, la col, las zanahorias sin pelar, el diente de ajo, el jengibre, el apio y las hojas de espinaca
- Agrega la pizca de sal y el jugo de limón a la mezcla

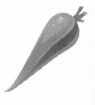

Jugo Verde-hidratante

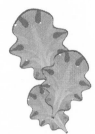

Ingredientes:

Para 1 porción

2   peras
2   tazas de espinacas baby
1   calabaza
1   taza de germinado de alfalfa
1   taza de berros

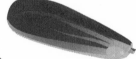

Preparación:

• Partir en trozos las peras y la calabaza
• Licuar las espinacas y los berros y después agregar
la calabaza, las peras, y el germinado de alfalfa

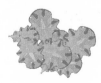

Jugo B-15

Ingredientes:

Para 1 porción

4	zanahorias
¼	de betabel
10	varas de perejil con sus hojas
1	trocito de cebolla morada
1	diente de ajo
1	taza de brócoli
1	rebanada de pimiento verde
1	limón
1	pizca de sal

Preparación:

• Meter al extractor las zanahorias, el betabel, el brócoli, las espinacas y el diente de ajo va metido en las hojas de espinaca

• También meter al extractor el perejil y la cebolla morada

• Agregar el jugo de limón y la pizca de sal a esta mezcla

Jugo **Purificador**

Ingredientes:

Para 1 porción
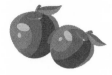

2 manzanas
2 tazas de coliflor
1 calabaza

1 cucharadita de trigo
   germinado en polvo
1 limón

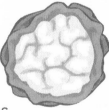

Preparación:

• Partir las manzanas y la calabaza en trozos,
licuar la calabaza y la manzana
• Agregar la coliflor y licuar
• Añada el trigo germinado y el jugo de limón
• Licuar hasta que la mezcla quede homogénea

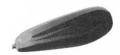

Arma tu Jugo

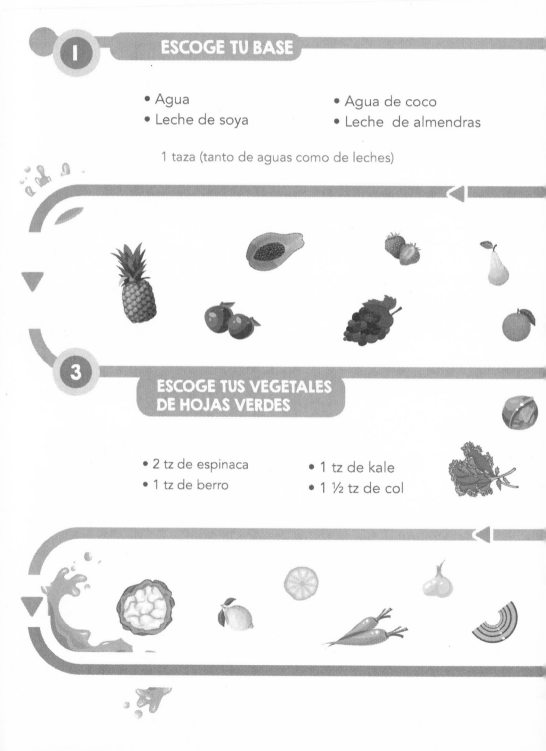

1 **ESCOGE TU BASE**

- Agua
- Leche de soya
- Agua de coco
- Leche de almendras

1 taza (tanto de aguas como de leches)

3 **ESCOGE TUS VEGETALES DE HOJAS VERDES**

- 2 tz de espinaca
- 1 tz de berro
- 1 tz de kale
- 1 ½ tz de col

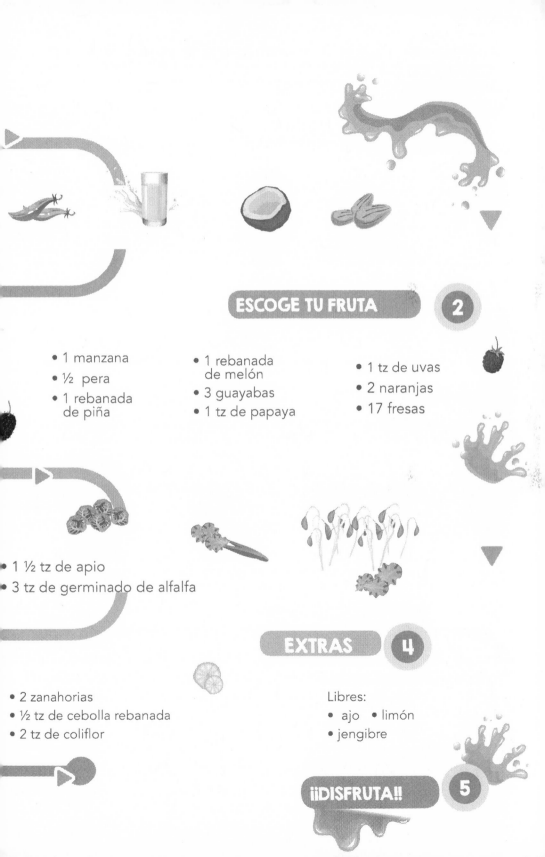

- 1 manzana
- ½ pera
- 1 rebanada de piña

- 1 rebanada de melón
- 3 guayabas
- 1 tz de papaya

- 1 tz de uvas
- 2 naranjas
- 17 fresas

- 1 ½ tz de apio
- 3 tz de germinado de alfalfa

EXTRAS 4

- 2 zanahorias
- ½ tz de cebolla rebanada
- 2 tz de coliflor

Libres:
- ajo
- limón
- jengibre

¡¡DISFRUTA!! 5

Jugo **Digestivo**

Ingredientes:

Para 1 porción

5	zanahorias
5	coles de Bruselas pequeñas
20	hojas de espinaca
1	trozo pequeño de jengibre (opcional)

Preparación:

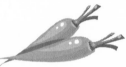
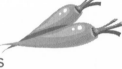

- Meter al extractor las zanahorias, las coles de Bruselas y las espinacas
- Beber inmediatamente

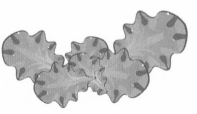

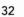

Jugo Tropical

El sol, el agua y el ejercicio propician una buena salud.

Anónimo

Ingredientes:

Para 1 porción

 3 rodajas de piña
25 uvas verdes
 1 tallo de apio con hojas
 1 taza de kale

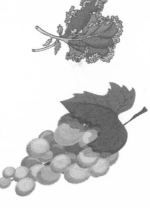

Preparación:

• Meter al extractor las rodajas de piña, las uvas, el apio con hojas y el kale
• Beber inmediatamente

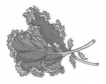

Jugo Antigripal

Ingredientes:

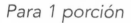

Para 1 porción

1   puño de menta fresca
1   limón con cáscara
1   puño de alfalfa
½   litro de agua simple
1   cucharada de miel

Preparación:

• Incorpora todos los ingredientes al extractor de jugos, el limón va cortado en rodajas pequeñas y al final endulza con miel al gusto

Jugo **Antiestrés**

Ingredientes:

Para 1 porción

3	hojas de col verde
2	ramitas de perejil
1	tallo de apio
2	zanahorias
¼	pimiento rojo
1	taza de brócoli

Preparación:

• Incorpora todos los ingredientes al extractor
y agrega 1 taza de hielo picado (frappé)

Jugo Mineralizado

Ingredientes:

Para 1 porción

3 tazas de espinaca baby
1 cucharada de semillas de calabaza
2 betabeles pequeños
2 toronjas peladas
1 zanahoria
Agua mineral fría

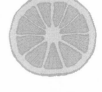

Preparación:

• En el extractor poner el betabel partido en trozos,
la zanahoria, las espinacas y los gajos de toronjas
• Verter esta preparación y agregar agua mineral
al gusto

Jugo **Restaurador**

Ingredientes:

Para 1 porción

2   ramitas de perejil
½   aguacate
1   pera
1   taza de col verde troceada
½   pepino
1   pizca de sal y pimienta

Preparación:

• Picar muy finamente el perejil, y después licuarlo con la pera, el aguacate, la col verde, el pepino y la pizca de sal y pimienta

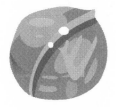

Jugo Frescura Verde

Ingredientes:

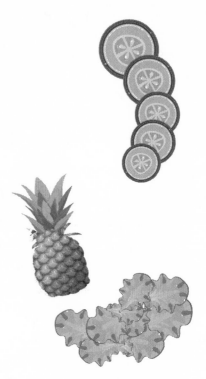

Para 2 porciones
1   pepino
2   tazas de espinaca
2   calabazas
1   tallo de apio con hojas
1   limón
1   rebanada de piña
1   pizca de sal

Preparación:

• Licuar el pepino, las espinacas, las calabazas, el apio, la piña y agregar el jugo de limón y la pizca de sal

¿Qué son los antioxidantes y dónde se encuentran?

Las células de nuestro cuerpo están expuestas al oxígeno todo el día. Si bien el oxígeno es importante para nuestra salud, también causa oxidación. Durante la oxidación, las substancias químicas corporales se alteran, convirtiéndose en lo que se conoce como radicales libres. La exposición a factores ambientales tales como el sol, humo del cigarrillo, alcohol y la contaminación también crea radicales libres.

Con el tiempo, los radicales libres pueden dañar substancias químicas importantes, como el ADN y algunas partes de sus células. Algunas investigaciones científicas demuestran que los radicales libres pueden contribuir al proceso de envejecimiento y al desarrollo de enfermedades tales como cáncer, diabetes y enfermedades cardiovasculares.

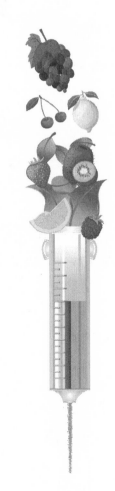

Los antioxidantes son sustancias naturales que pueden prevenir o retrasar algunos tipos de daños celulares, disminuyendo el daño que los radicales libres nos han ocasionado. Los antioxidantes se encuentran en muchos alimentos, pero donde más se encuentran es en las frutas y las verduras. Los antioxidantes incluyen:

- Beta carotenos
- Luteína
- Licopeno

- Vitamina C
- Vitamina E

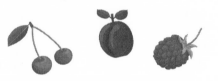

A continuación algunos ejemplos de las frutas que nos aportan antioxidantes en mayor cantidad:

- Uvas
- Arándano
- Frambuesa
- Higo
- Naranja
- Limón
- Mandarina
- Guayaba

- Toronjas
- Cereza
- Fresa
- Ciruela
- Kiwi
- Piña
- Granada

Vitamina C: se encuentra en la mayoría de frutas y vegetales. Aquéllas con el contenido más alto en vitamina C incluyen las papayas, fresas, naranjas, melón y kiwi, al igual que el pimiento verde, coles de Bruselas, coliflor y col rizada.

Vitamina E: se encuentra en algunas nueces y semillas, incluso en las almendras, semillas de girasol, avellanas y cacahuate. También se puede encontrar en los vegetales de hojas verdes tales como la espinaca y la col rizada, y en aceites como el aceite de frijol de soya, girasol, maíz y canola.

Beta carotenos: se encuentran en las frutas y verduras de color naranja como zanahorias, melón, durazno, papaya, pimiento anaranjado y naranjas.

Luteína: se encuentra en los vegetales de hojas verdes tales como espinacas, acelgas y col rizada, así como en el brócoli y los chícharos.

Licopeno: se encuentra en las frutas y verduras de color rosa y rojo, tales como la toronja rosada, la sandía y los jitomates.

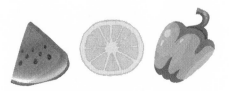

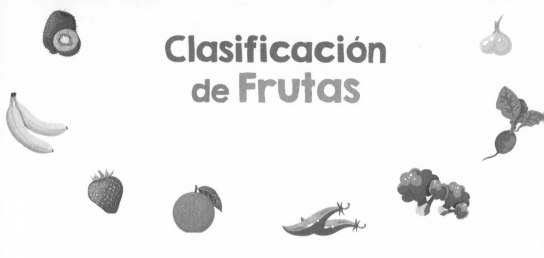

Clasificación de Frutas

Las frutas se clasifican en Dulces, Ácidas, Semi-ácidas, Semi-dulces y Neutras.

a) Las frutas ácidas se caracterizan por ser ricas en vitamina C, y son las que menos cantidad de azúcar aportan.

b) Las frutas dulces se caracterizan por ser ricas en vitamina E, contienen mayor cantidad de potasio y ayudan al sistema nervioso.

c) Las frutas semi-ácidas ayudan al sistema inmunológico al aparato genitourinario y a bajar niveles de colesterol.

d) Las frutas semi-dulces ayudan a prevenir enfermedades cardiovasculares.

e) Las frutas neutras contienen alta cantidad de electrolitos.

A continuación mostramos una tabla con ejemplos de estas

5 categorías para que las puedas mezclar de manera correcta y que puedas sanar los sistemas o aparatos que te sean necesarios.

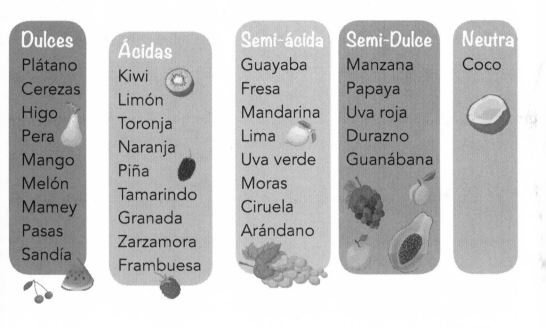

Dulces

Plátano
Cerezas
Higo
Pera
Mango
Melón
Mamey
Pasas
Sandía

Ácidas

Kiwi
Limón
Toronja
Naranja
Piña
Tamarindo
Granada
Zarzamora
Frambuesa

Semi-ácida

Guayaba
Fresa
Mandarina
Lima
Uva verde
Moras
Ciruela
Arándano

Semi-Dulce

Manzana
Papaya
Uva roja
Durazno
Guanábana

Neutra

Coco

Todos los alimentos nos aportan energía para que nuestro cuerpo pueda funcionar, esto es que nuestros pulmones puedan respirar, que nuestro corazón pueda latir, nuestro cerebro pensar y nuestro cuerpo moverse. Esta energía es aportada por los macro nutrimentos de los alimentos que son las proteínas, los carbohidratos y las grasas. Cada macro nutrimento tiene una función diferente para nuestro cuerpo y las tres son esenciales para estar nutridos.

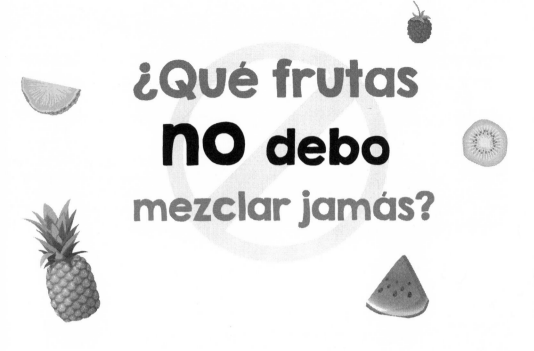

¿Qué frutas no debo mezclar jamás?

Hay frutas que no deben estar juntas en un mismo plato por nada del mundo, ya que pueden provocar problemas en nuestra salud.

Debes de tratar de no mezclar las frutas de un grupo dulce con un grupo ácido. Porque si las consumes juntas generas una fermentación en el organismo que provoca síntomas como dolores de cabeza, náuseas, dolor de estómago y diarrea.

Las frutas dulces con las ácidas, no son compatibles porque al mezclarse los ácidos con las azúcares, aumentas la carga de azúcar y como consecuencia la digestión lleva más tiempo de lo normal en los intestinos, lo cual produce fermentación y se incrementan tus niveles de glucosa.

Lo ideal para aprovechar al máximo las vitaminas y minerales que nos aportan las frutas es comerlas en un ayuno de 2 horas o más, debido a que la mayoría de las frutas se digieren en aproximadamente 30 minutos.

La fructuosa natural de las frutas es el azúcar por excelencia para nutrir el cerebro y el páncreas, ya que ésta no causa fermentación mientras se le combine correctamente. Por lo mismo, debes conocerlas muy bien y saber cómo se clasifican, porque incluso entre ellas debes saber combinarlas, no es lo mismo comer frutas dulces que ácidas.

Por ejemplo, no debes mezclar piña con plátano ni tampoco fresas con sandía, ya que pueden ocasionar un malestar estomacal.

Existen locales de frutas donde hacen este tipo de combinaciones extravagantes y malas para tu salud por eso debes tener cuidado de no consumir los cocteles que ofrecen las frutas dulces y ácidas al mismo tiempo.

Las frutas ácidas sólo son ácidas antes de ingerirse; una vez que se comen, en el cuerpo se vuelven alcalinas (sin acidez). Estas frutas tienen propiedades depurativas excelentes, ya que al alcalinizarse limpian la sangre e intestinos profundamente.

Además contienen mucha vitamina C, lo cual ayuda a reforzar el sistema inmunológico y las defensas del cuerpo.

Cómo mezclarlas apropiadamente:

• Ácidas con ácidas y semiácidas
• Dulces con dulces y semidulces

También recuerda que no debes mezclar más de seis frutas a la vez, para que no sobrecargues al estómago y puedan digerirse favorablemente las frutas que comas.

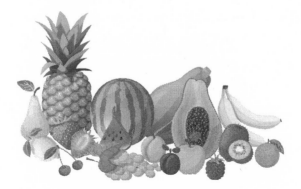

Consejos básicos
para la salud

La salud es la unidad que da valor a todos los ceros de la vida.

Bernard Le Bouvier de Fontenelle

Para lograr adquirir salud en tu cuerpo basta con hacer mínimos cambios en tu dieta, modificar tus hábitos y tú estilo de vida. ¡Aquí te damos unos tips para que empieces a cambiar ya!

· Aumentar el consumo de alimentos crudos: frutas, hortalizas y germinados.

· Evita reutilizar el aceite.

· Eliminar la grasa de la carne.

· Evita cocinar con aceite de coco debido a que es una grasa saturada y puede afectar a tu sistema cardiovascular.

· Evita consumir azúcar refinada, azúcar mascabado, miel, piloncillo y opta por consumir sustitutos de azúcar que están aprobados por la Asociación Americana de Diabéticos (ADA).

No te recompenses con comidas poco saludables, recompénsate con actividades divertidas y saludables.

Anónimo

- Utiliza especies para sazonar tus alimentos en vez de sal y si consumes sal procura que sea sal del Himalaya.

- Toma máximo 2 litros de agua es importante no exceder de esta cantidad, ya que si no tendrás que consumir más sal; así como alimentos altos en sodio porque tu cuerpo te lo va a pedir.

- Procura evacuar mínimo una vez al día ya que el estreñimiento es un factor del sobrepeso.

- Evita comprar la fruta envasada, ya que contiene menos cantidad de vitaminas y cuenta con conservadores para que tenga una apariencia atractiva y buen color.

- Compra mejor la fruta natural y que sea de temporada ya que traerá mejores beneficios para tu salud.

- Evita acompañar tu comida con refrescos y trata de no consumir agua con saborizantes artificiales.

- Los alimentos naturales son más nutritivos y traen beneficios para tu salud, recuerda que tus alimentos sean tu medicina.

Jugos
para tener
niños sanos

La etapa preescolar que es de 1 a 6 años de edad se caracteriza por el vasto desarrollo intelectual y la adquisición de habilidades. Asimismo en esta etapa el crecimiento físico es paulatino por lo que disminuye el apetito de los niños. Debido a que el desarrollo y crecimiento del ser humano se divide en 2 fases, denominados brotes de crecimiento.

Éstos brotes de crecimiento ocurren al año de vida; cuando un niño recién nacido en 1 año triplica su peso y el segundo brote de crecimiento es en la pre-adolescencia. Esto a menudo preocupa a los padres. Sin embargo, debemos de entenderlo como una etapa en el crecimiento de los niños y tratar de proporcionarles las vitaminas y minerales necesarias con alimentos que les gusten pero que sean sanos.

Es por eso que en la etapa preescolar los niños tienen menos interés en los alimentos y más interés en el mundo que les rodea. Durante esta etapa, desarrollan caprichos transitorios a ciertos alimentos, rehusándose a comer algunos que antes aceptaban o pidiendo uno en particular en cada comida.

En este caso los padres necesitan comprender que este período es parte del desarrollo, deben continuar ofreciendo los alimentos favoritos y sustituir aquellos que se rechazan por alguno del mismo grupo alimentario.

Para que los niños acepten los alimentos, éstos deben presentárseles de manera atractiva y manejar la comida como un juego para que la acepten más fácilmente.

La ingesta de alimentos y los hábitos alimenticios de los niños en la etapa preescolar se encuentra influenciada mayormente por el ambiente familiar.

Las actitudes de los padres hacia los alimentos han demostrado ser un fuerte elemento para predecir los gustos e inapetencias de los niños. Por lo tanto, los padres y los adultos prestadores de cuidados son responsables de ofrecer una variedad de alimentos nutritivos y adecuados para el desarrollo y crecimiento del niño. Recuerda que como papá eliges qué alimentos comprar, tu hijo solo decidirá cuánto comer.

Considera que en esta etapa, los niños se benefician de la ingesta de porciones pequeñas de alimentos que se les ofrezcan varias veces al día, debido a su menor capacidad y a la variabilidad del apetito. Un consejo es ofrecer una cucharada de alimento cocido por cada año de edad y se sirve más alimento de acuerdo con el apetito. La mayoría de los niños preescolares comen de cuatro a seis veces al día, lo que hace que las meriendas sean tan importantes como las comidas que contribuyen a la ingesta de nutrientes diarios totales. Las meriendas deben elegirse con cuidado de manera que sean ricas y balanceadas en nutrimentos, por eso aquí te damos ideas de qué tipo de jugos pueden consumir tus hijos para que estén nutridos y acepten las frutas y verduras en esta presentación.

Todos los sentidos son importantes en la aceptación de los alimentos por parte de los niños pequeños. Por lo general, se evitan temperaturas extremas y a menudo se requiere una sensación de orden en la presentación de los alimentos. Muchos niños no aceptan alimentos que estén en contacto entre sí en el mismo plato (guisos de carne con verduras o guarniciones por ejemplo). Algunos elementos se rechazan debido al olor más que al sabor.

Los niños preescolares necesitan de una rutina en sus actividades diarias. Es por ello que es benéfico servirles las comidas a las mismas horas todos los días. Debemos recordar que para los niños de esta edad el comer es una experiencia nueva. Por ello es recomendable ofrecer una comida nueva por vez. No es raro si al principio ellos se muestran curiosos, juegan con la comida, y se rebelan cuando se les obliga a comer, por eso se recomienda tratar de ser paciente y mantener el sentido del humor a medida que los niños atraviesan este período. La mejor manera de asegurarse que sus hijos obtengan los nutrimentos que necesitan para crecer es dándoles una variedad de comidas nutritivas que sean bajas en grasas y azúcar y así ellos distingan el sabor de cada alimento.

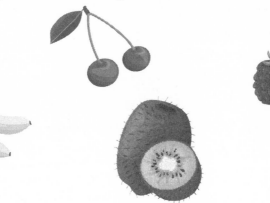

Sugerencias a la hora de la comida para tus hijos en etapa escolar:

- Sentar a los niños a la mesa para las comidas principales y las meriendas, evita que coman parados o jugando.

- Cortar los alimentos en trozos pequeños, excepto aquellos que son fáciles de manipular.

- No obligues a tu niño a limpiar el plato si no tiene más hambre.
  Esto podría llevarlo a comer de más o a una aversión a la comida.

- Permite que los niños coman con otros miembros de la familia.
  Como ellos aprenden imitando, se familiarizarán con los modales en la mesa.

- Aliéntalo a probar al menos un bocado de un nuevo alimento. Si luego de probarlo lo rechaza, entonces espere un tiempo antes de presentárselo nuevamente.

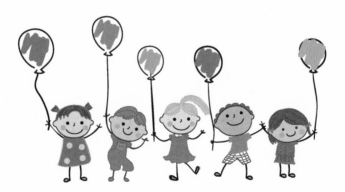

- Permite que vayan a comer en las casas de sus amigos. Estas visitas ofrecen una excelente oportunidad para que ellos prueben comidas nuevas; luego intente preparar estas comidas en su casa.

- Permite que participen en la preparación de las comidas, de esta forma desarrollarán mayor interés por la comida. Hay muchas actividades que ellos pueden hacer exitosamente en cuanto a la preparación de comidas en sus distintas edades (lavar las verduras y las frutas, limpiar la mesa o poner la mesa, amasar, hacer sándwiches, lavar utensilios, etc.)

- No ofrezcas dulces como recompensa o los quites como castigo.

De los 3 a 6 años, el niño ya ha alcanzado una madurez completa de los órganos y sistemas que intervienen en la digestión, absorción y metabolismo de los nutrientes. Es una etapa de crecimiento más lento y estable, en la que los niños ganan una media de 2 kilos de peso, y de 5 a 6 cm. de talla al año.

El niño preescolar puede reconocer y elegir los alimentos. Por lo general el niño tiende a comer lo que ve comer a sus padres y a otras personas que le acompañan.

Aquí te mostramos 3 opciones de jugos para que disfruten el sabor de las frutas y verduras.

Jugo Vista de Conejo

- 2 zanahorias
- 1 naranja
- ½ apio
- 1 vaso de agua

Jugo fuerza de Hulk

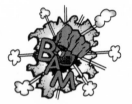

- 20 hojas de espinaca
- jugo de 2 limones
- 1 naranja
- 1 vaso de agua

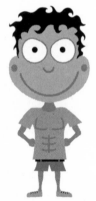

Licuado Banana King Kong

- 1 plátano
- 1 tz de yogurt
- 10 almendras

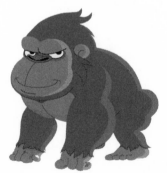

Utiliza la temperatura del agua para quemar grasa

Sabemos que nuestro cuerpo es casi 80% agua al nacer y que terminamos con un 50% al morir. El agua es, en su mayoría, lo que compone nuestro cuerpo toda nuestra vida.

Hay estudios sorprendentes acerca del agua, que nos dicen que el agua tiene memoria y que podemos "grabar" información en ella; que la mayoría de las enfermedades se desarrollan por falta de agua y deshidratación.

Tomar agua es fundamental para perder peso pero es importante que sepas como tomarla. El cuerpo humano necesita suficiente agua para realizar muchas de sus funciones vitales y llevarlas a cabo de la mejor manera posible.

La temperatura del agua está comprobado que ayuda a perder peso. Se recomienda que en ayuno al despertar tomemos 1 vaso de agua tibia, para empezar a estimular tu metabolismo, 2 horas antes de comer tomemos 2 vasos de agua fría esto a media mañana, y antes de comer tomar 1 vaso de agua mineral (el gas del agua te dará saciedad y comerás menos) después al terminar de comer bebe 2 vasos de agua muy caliente (o un té al gusto con limón) a media tarde 1 vaso de agua al tiempo y por la noche 1 vaso de agua tibia.

Los vasos de agua que sean de 240 ml. En total te tomarías 2 litros de agua natural es lo recomendado para que tu cuerpo esté en perfectas condiciones y de esta manera tú puedas bajar de peso naturalmente y conservando tu salud.

Los beneficios de hidratarte:

- Incrementa tu concentración y tu claridad mental.
- Aumenta el nivel de energía en tu organismo día a día.
- Mejora tu ciclo de sueño y tu humor.
- Después de 5 días de una buena hidratación aumentarás la resistencia para el ejercicio notablemente.
- Si te hidratas adecuadamente por 2 semanas o más observarás la disminución de los dolores de articulaciones y de espalda.
- Recuerda que el agua se encarga de transportar las vitaminas y los minerales por todo tu cuerpo.
- El cerebro es 80% agua y si estás deshidratado se afecta la regulación del apetito-saciedad de tu cuerpo.
- El beber la cantidad de agua recomendada diariamente (2 litros) te ayuda a la correcta función de las glándulas adrenales y tiroideas

Recuerda la importancia de beber agua que sea de buena calidad; busca marcas que te agraden con sistemas de potabilización adecuados. Encuentra un buen filtro para el agua de tu casa que elimine las bacterias y los metales.

¿Por qué es importante la digestión de alimentos?

El aparato digestivo empieza en la boca, cuando nos introducimos los alimentos los debemos de masticar muy bien ya que aquí es donde se trituran y se mezclan con nuestra saliva. La saliva es muy importante en la fase de la digestión ya que en ella se encuentran las enzimas que se van a encargar de degradar los alimentos, como la amilasa salival que hidroliza al almidón, la lisozima que desinfecta las posibles bacterias infecciosas y también la lipasa lingual que se activa en el medio ácido del estómago que actúa sobre los triglicéridos. Por eso es importante masticar muy bien para que estas enzimas que se encuentran en la saliva empiecen a degradar los alimentos de forma correcta.

Ese bocado alimenticio pasara al esófago, seguido del estómago. En el estómago gracias a los jugos gástricos se degradan más los alimentos y se destruyen las bacterias que pueden llegar a tener. Después estas pasarán al intestino delgado y ahí es donde se absorben los nutrimentos de los alimentos que ingerimos esta separación de nutrimentos se logra en el hígado, el páncreas y la vesícula biliar.

Después de absorber los nutrimentos de los alimentos que ingerimos quedan los desechos y estos pasan al intestino grueso, ahí pierden agua hasta hacerse sólidos para poderlos evacuar.
La importancia de tener un aparato digestivo sano es fundamental

para tener un peso saludable, ya que si falla alguno de los órganos que lo conforman es cuando se presentan problemas en la ingestión, digestión o absorción y puedes provocar un aumento de peso.

Para eso te damos dos tips fundamentales

1. Mastica muy bien.

2. Toma agua natural para poder remover los alimentos, de esta manera se puedan distribuir los nutrimentos por tu cuerpo y evacuar los deshechos.

Lo que hay que saber
de los carbohidratos

Los carbohidratos también denominados hidratos de carbono (HC) son macronutrimentos, se encuentran en alimentos del grupo de las verduras, frutas, cereales y leguminosas principalmente. Es por eso que la gran mayoría de los alimentos que consumimos los aportan. Lo que nos dan los carbohidratos en la dieta es energía fundamental para que nuestro cuerpo pueda funcionar. El 60% de nuestra dieta debe de ser de hidratos de carbono, el 10% de proteínas y el 30% de grasas, así tendrás una dieta balanceada.

Es importante que sepas que existen 2 tipos de carbohidratos:
· Simples
· Complejos

Los carbohidratos simples: se encuentran en dulces, pasteles, azúcar, miel, chocolates, helado y pan dulce.

Mientras que los carbohidratos complejos se encuentran en: verduras, frutas, leguminosas, cereales, pastas. Por eso debes de tratar consumir los alimentos que tengan carbohidratos complejos si quieres llevar una buena alimentación ya que te aportarán la energía que necesitas pero de una manera más saludable.

Los carbohidratos están constituidos por hidrógeno, carbono y oxígeno de ahí su nombre hidratos de carbono. (HC)

Conteo Calórico:

1 gramo de HC. (simple o complejo) Aporta 4 gramos de Kcal.

Las verduras contienen hidratos de carbono complejos, ya que aportan gran cantidad de fibra, vitaminas y minerales, y debido a su complejidad y estructura tardan más tiempo para ser digeridos, por lo que no aumentan los niveles de azúcar en la sangre tan rápidamente como los hidratos de carbono simples, y actúan como el combustible del cuerpo para producir energía.

A continuación les presentamos una tabla con los porcentajes de los hidratos de carbono que nos aportan las verduras en nuestra dieta.

Las que aportan el 5% de HC	Las que aportan el 10% de HC
Espinaca	Zanahoria
Lechuga	Jitomate
Rucula	Coliflor
Perejil	Betabel
Apio	Rábano
Escarola	Brócoli
Germen de alfalfa	Pimiento

Lo que hay que saber
sobre la fibra

Es un conjunto de sustancias presentes en alimentos como vegetales, frutas, leguminosas y cereales que no pueden ser digeridas por las enzimas del intestino delgado es por eso que su función está en el intestino grueso cuando la ingerimos, ya que eso va a lograr que los deshechos de los alimentos se puedan remover de mejor manera en el tránsito intestinal del intestino grueso.

Existen dos tipos de fibra:
• Soluble
• Insoluble

La fibra soluble la encontramos más en las frutas. Esta fibra es soluble porque contiene agua, se le denomina pectina.

La fibra insoluble está en mayor cantidad en los cereales, no contiene agua pero va a lograr darle consistencia a las heces.

Al consumir ambos tipos de fibras lograremos evitar problemas de estreñimiento.
La fibra presenta diversos efectos positivos tanto para el tratamiento como la prevención de ciertas enfermedades:

Es útil para tratar y prevenir la constipación.

Es útil en el tratamiento de la obesidad ya que disminuye la densidad calórica de la dieta y da sensación de saciedad.
Es beneficiosa en el tratamiento de la diverticulosis.

Previene el cáncer de colon.

Previene la enfermedad cardiovascular al reducir los niveles de colesterol en sangre.

Retarda la absorción intestinal de glucosa, por lo tanto es útil en el tratamiento de la diabetes.

Lo que hay que saber
sobre las grasas

Así como los carbohidratos son macro nutrimentos y fundamentales en nuestra dieta las grasas también. Estas le dan la estructura a las células de nuestro cuerpo. Y ayudan a que las vitaminas liposolubles (A,D,E,K) se puedan distribuir en nuestro cuerpo y ayudan a que el colesterol (HDL) de nuestro cuerpo mantenga las arterias en buen estado. Sintetizan hormonas, entre otras sustancias. La grasa corporal mantiene la temperatura corporal, funciona como protección para los órganos internos y como una reserva de energía en casos de ayuno.

Existen en la alimentación grasas de origen animal y grasas de origen vegetal. De esta forma se clasifican en grasas saturadas e insaturadas, respectivamente. Esto se refiere a la ausencia o presencia de enlaces dobles en sus cadenas, y le da la peculiaridad de ser más sólidas. Cuando hay un exceso de alimentos altos en grasas saturadas (donas, chocolates, mantequilla, manteca) es cuando subimos de peso ya que el exceso de esa grasa se va al tejido adiposo de nuestro cuerpo.

Debes saber que 1 gramo de grasa (lípidos) aporta 9 kcal.

Recomendamos que procures consumir grasas insaturadas: Aceite de olivo, aguacate y oleaginosas por ejemplo.

El tamaño del
plato **SÍ** importa

Cuando comemos utilizamos los 5 sentidos pero el sentido que más va a predominar y nos vamos a dejar influenciar al comer es la vista. Cuando nos servimos los alimentos en nuestro plato queremos que el plato se vea lleno. Es por eso que debemos tener una vajilla mediana o servir nuestros alimentos con tazas medidoras para evitar llenarnos por la vista.

Debemos tomar en cuenta que el sentido de la vista es muy engañoso para el cerebro por eso los nutriólogos recomiendan comer 5 veces al día para así tener saciedad todo el día y no comer con hambre, ya que una buena dieta es no quedarnos con hambre porque si no vamos a comer de más y los niveles de leptina (hormona que emite la señal de saciedad que va del cerebro al estómago) serán más bajos en nuestro cuerpo.

Recomendaciones de la **distribución** de tus alimentos en el plato:

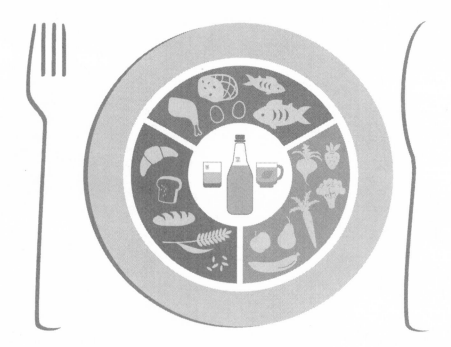

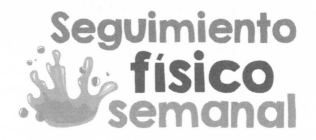

Seguimiento físico semanal

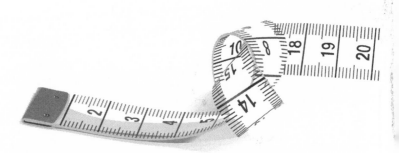

Es importante cuando nos proponemos algo nuevo en nuestras vidas (como el bajar de peso) establecer un seguimiento. Puedes hacer una rutina para ver los cambios en tu cuerpo y de esta manera motivarte a seguir cumpliendo con el plan. En las tablas siguientes puedes escribir día a día los cambios que vas teniendo ya que se han realizado estudios que demuestran que quienes realizan un seguimiento periódico de su progreso tienen muchas más posibilidades de alcanzar sus objetivos.

En la primera columna escribe el día de la semana en la que empezaste tu tratamiento, en la segunda columna escribe tu peso, seguido de la fecha y la hora en la que te pesaste, en la quinta columna escribe si realizaste alguna actividad física como yoga, caminar, nadar etc. En la sexta columna escribe si cumpliste con una dieta saludable o si ingeriste algún alimento que vaya a repercutir en tu peso y por último al final vas a escribir como te sentiste emocionalmente en tu día ya que las emociones influyen en nuestra salud.

Ejemplo de cómo llenar la tabla de Seguimiento Físico:

Día	Peso en libras	Fecha	Hora	Actividad física	Rompí la dieta	Estado emocional ☺	☺	☹	😠
L	157.1896	25/07	10 am	Yoga	No	✓			
Ma	157.1896	25/07	10 am	Correr	No		✓		
Mi	157.1896	25/07	10 am	Yoga	No	✓			
J	157.1896	25/07	10:15 am	Caminar	No				✓
V	157.1896	25/07	8 pm	Nadar	Sí		✓		
S	157.1896	25/07	11:15pm	no	No				✓
D	156.3077	25/07	10 am	no	Sí		✓		

Reflexión: Con mucha energía para continuar mi plan, ¡me siento feliz!

Día	Peso en libras	Fecha	Hora	Actividad física	Rompí la dieta	Estado emocional :)	Estado emocional ;)	Estado emocional :(	Estado emocional >:(

Reflexión: _____

_____

_____

69

Dia	Peso en libras	Fecha	Hora	Actividad física	Rompí la dieta	Estado emocional
						🙂 🙂 🙁 😠

Reflexión: _____

_____

70

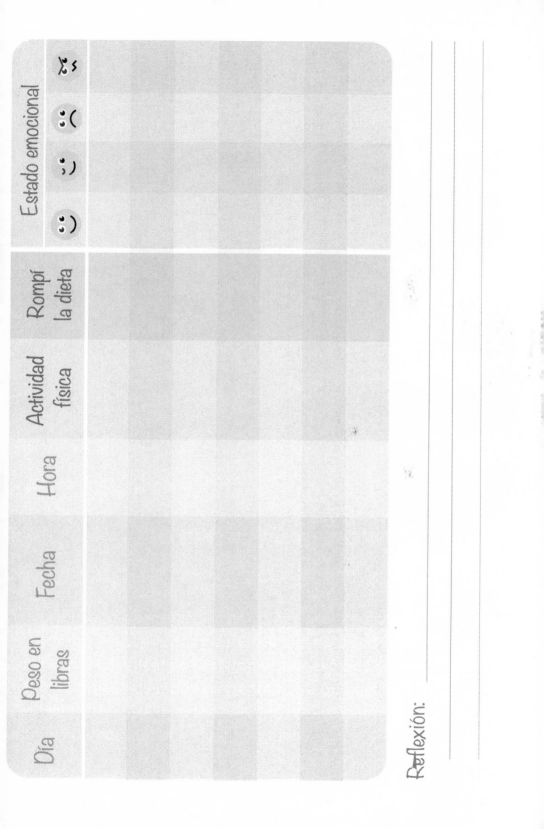

Día	Peso en libras	Fecha	Hora	Actividad física	Rompí la dieta	Estado emocional			

Reflexión:

Día	Peso en libras	Fecha	Hora	Actividad física	Rompí la dieta	Estado emocional
						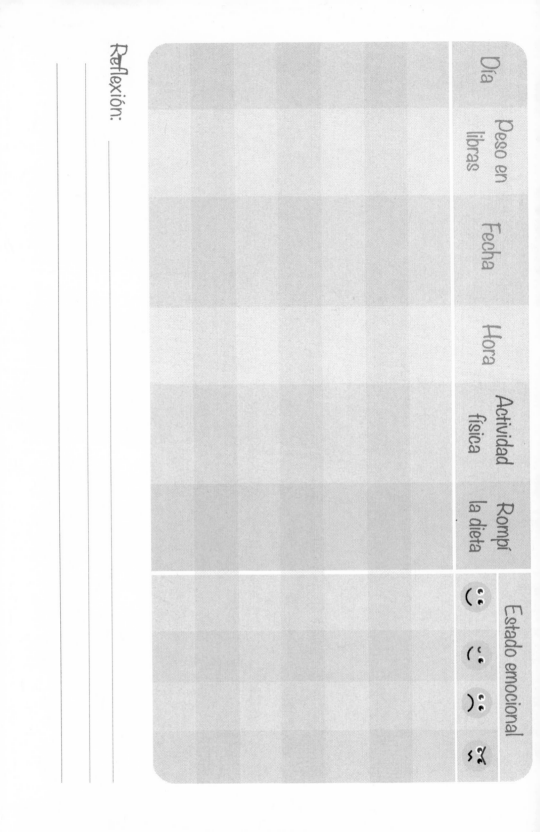

Reflexión: _____

Día	Peso en libras	Fecha	Hora	Actividad física	Rompí la dieta	Estado emocional			
						:)	:,)	:(	>:<

Reflexión: _____

_____

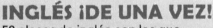
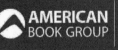

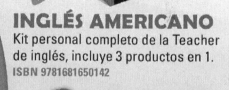
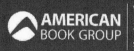